Le livre de cuisir méditerranéen

Recettes rapides et saines pour les débutants

Table des matières

Introduction

Le régime méditerranéen n'exclut explicitement aucun groupe alimentaire ; il incite simplement à faire de meilleurs choix tels que le remplacer les mauvais gras par les bons gras, la viande rouge par des fruits de mer, etc. Il favorise les aliments non transformés étant aussi proches que possible de leur état naturel. Le régime méditerranéen est l'un des régimes les plus faciles à suivre, ainsi que l'un des meilleurs régimes pour un large éventail de maladies chroniques. Il a été démontré qu'il réduisait le risque de diabète, de maladies cardiovasculaires et de cancer. Le régime méditerranéen peut vous aider à perdre des kilos en trop et à ralentir le processus de vieillissement de cinq à dix ans. Mais ce qui fait des habitudes alimentaires des Italiens et des Grecs un régime si brillant, c'est parce qu'il ne se limite pas à la nourriture ; c'est tout un style de vie ! Au fil des décennies, le régime méditerranéen a connu une lente progression dans le monde occidental. De nombreux pays occidentaux ont mis du temps à l'adopter, mais d'une fois qu'ils l'ont fait, ils ont réalisé qu'ils avaient découvert la clé de l'élixir de vie. Le régime méditerranéen a non seulement aidé les gens à avoir une alimentation saine et équilibrée, mais il les a également aidés à perdre du poids, à renforcer leur système immunitaire, à leur donner plus de vitalité a même contribué à leur donner une peau saine. En d'autres termes, le régime méditerranéen aide les gens à se sentir bien et à ça se voit à leur apparence. Tous ces avantages combinés ont changé la perception des gens sur les avantages dont ils devraient bénéficier en suivant un régime, et ils ont remis en question leurs habitudes alimentaires.

Par exemple, de nombreuses personnes sautent régulièrement le petit-déjeuner parce qu'elles ont l'idée reçue que la prise d'un repas le matin va leur faire prendre du poids. Cependant, le régime méditerranéen ne préconise pas de sauter le petit-déjeuner. Au contraire, le petit-déjeuner est considéré comme le repas le plus important de la journée. Les pays qui utilisaient déjà le régime méditerranéen ont vu leurs bienfaits bien avant toute recherche scientifique. Ils n'ont mené aucune recherche pour se laisser guider vers un modèle d'alimentation ou un contenu alimentaire particulier. Essentiellement, le régime a été affiné au cours des millénaires, à mesure que de nouvelles méthodes de cuisson ont été introduites. Mais l'adhésion à une forme d'alimentation saine a perduré, quel que soit l'âge du régime.

Tout se résume à ce que nous mangeons, quand nous le mangeons et en quelles quantités. Le régime méditerranéen est le régime traditionnel des habitants du pourtour méditerranéen. Il a été démontré qu'il est plus sain que les régimes américains et britanniques typiques. Ce régime contient beaucoup de fruits frais, de légumes et de poisson. Il met également en avant la consommation de grains entiers au lieu du riz blanc raffiné comme les autres régimes. Le régime méditerranéen est considéré comme un régime alimentaire à faible indice glycémique, ce qui signifie qu'il n'augmentera pas votre taux de sucre dans le sang. Il contient de nombreuses vitamines et minéraux qui aident à conserver un cœur sain et un système immunitaire fort.

Ce livre a été écrit spécifiquement pour les personnes qui souhaitent adopter cette façon saine de s'alimenter. Il vous apprendra comment le régime méditerranéen peut changer votre vie pour toujours !

Depuis des siècles, les gens ont réduit leur consommation d'aliments malsains et ont ajouté plus d'aliments sains à leur alimentation. Pourtant, pour une raison quelconque, cette bonne habitude semble s'être arrêtée avant même d'avoir commencé. Il est temps de recommencer. Dans « Préparation de repas du régime méditerranéen », vous apprendrez les secrets de la perte de graisse au niveau du ventre et de la mise en forme de votre corps.

Ce livre vous montrera comment vous pouvez :

Être en bonne santé avec de nouveaux choix alimentaires. Se sentir plus énergique.

Perdre du ventre : sans régime ; profitez de nos méthodes de préparation de repas maison. Vous pourrez trouver des alternatives saines pour remplacer les friandises traditionnelles et apprendrez à maximiser votre apport en nutriments.

La Méditerranée pourrait être considérée comme une belle plante décorative. Dans la région méditerranéenne, les palmiers y sont si nombreux qu'ils donnent à la région un air de village vacances. La plante décorative a gagné en popularité ces dernières années car elle présente divers avantages pour la santé. Ce régime met l'accent sur les aliments frais, entiers, non transformés et peu modifiés. Les avantages de manger de cette façon comprennent risque plus faible de maladie, la réduction du risque de maladies cardiaques, de cancer, d'accident vasculaire cérébral, de dépression, d'obésité et de diabète.

Chapitre 1. Le petit-déjeuner

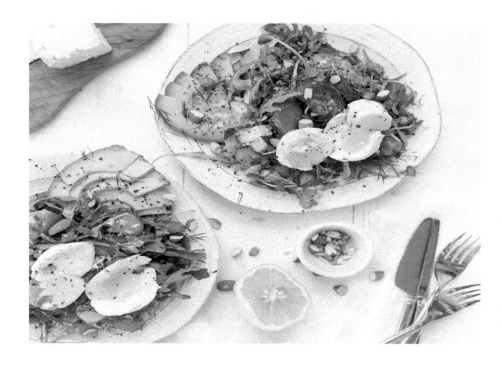

1.   Pain doré à la compote de pommes

Temps de préparation : 5 minutes

Temps de cuisson : 5 minutes

Portions : 6

Ingrédients : (à l'aide d'une cup à mesurer, ou d'une tasse de 240ml)

- 1/4 tasse de compote de pommes non sucrée

- 1/2 tasse de lait écrémé

- 2 sachets de Stevia

- 2 oeufs

- 6 tranches de pain de blé entier

- 1 cuillère à café de cannelle moulue

Préparation :

1. Bien mélanger la compote de pommes, le sucre, la cannelle, le lait et les œufs dans un saladier.

2. Faire mijoter le pain dans le mélange de compote de pommes jusqu'à ce qu'il soit mouillé, une tranche à la fois.

3. À feu moyen, chauffer une grande poêle antiadhésive.

4. Ajouter le pain trempé d'un côté et le reste de l'autre.

5. Servir et déguster.

Nutrition :

- Calories : 122,6

- Lipides : 2,6 g

- Glucides : 18,3 g

- Protéines : 6,5 g

- Sucres : 14,8 g

- Sodium : 11%

2.   Smoothie à la banane, beurre de cacahuète et légume verts

Temps de préparation : 5 minutes

Temps de cuisson : 0 minutes

Portions : 1

Ingrédients : (à l'aide d'une cup à mesurer, ou d'une tasse de 240ml)

- 1 tasse de laitue romaine hachée et tassée

- 1 banane moyenne, congelée

- 1 cuillère à soupe de beurre d'arachide biologique

- 1 tasse de lait d'amande froid

Préparation :

1. Dans un mixeur robuste, Ajouter tous les ingrédients.

2. Réduire en purée jusqu'à consistance lisse et crémeuse.

3. Servir et déguster

Nutrition :

- Calories : 349,3

- Lipides : 9,7 g

- Glucides : 57,4 g

- Protéines : 8,1 g

- Sucres : 4,3 g; Sodium : 18%

3.   Biscuits au bicarbonate de soude alimentaire

Temps de préparation : 5 minutes

Temps de cuisson : 5 minutes

Portions : 1

Ingrédients :

- 1 blanc d'oeuf

- 125 g de farine complète blanche

- 4 cuillères à soupe de graisse végétale

- 1 cuillère à soupe de sucre

- 160 ml de lait demi-écrémé

- 125 g de farine tout usage non blanchie

- 4 cuillères à café de bicarbonate de soude alimentaire

Práparation :

1. Préchauffer le four à 450 ° F. (230°C)

2. Mélanger la farine, le sucre et le bicarbonate de soude alimentaire. Bien fouetter.

3. Ajouter le blanc d'œuf et le lait et Fouetter pour combiner.

4. Formez des ronds, et Placer la première fournée sur la plaque à pâtisserie. Cuire 10 minutes.

5. Retirer la plaque à pâtisserie et Placer les biscuits sur une grille pour les faire refroidir.

Nutrition :

- Calories : 118

- Lipides : 4 g

- Glucides : 16 g

- Protéine : 3 g

- Sodium : 6%

4. Crêpes à l'avoine, à la banane et aux noix

Temps de préparation : 15 minutes

Temps de cuisson : 5 minutes

Portions : 8 crêpes

Ingrédients : (à l'aide d'une cup à mesurer, ou d'une tasse de 240ml)

- 1 banane ferme coupée en petits dés
- 1 tasse de mélange à crêpes de blé entier
- 1/8 tasse de noix hachées
- 1/4 tasse d'avoine à l'ancienne

Préparation :

1. Préparer les crêpes selon les instructions de l'emballage.
2. Ajouter les noix, l'avoine et la banane hachée.
3. Enduire une plaque d'un enduit à cuisson. Faire couler environ 1/4 tasse de pâte à crêpes sur la plaque chauffante lorsqu'elle est chaude.
4. Retourner la crêpe lorsque des bulles se forment sur le dessus. Cuire jusqu'à ce qu'il soit doré.
5. Servir immédiatement.

Nutrition :

- Calories : 155; Lipides : 4 g; Glucides : 28 g
- Protéine : 7 g; Sodium : 10%

5.   Smoothie crémeux à l'avoine, aux légumes verts et aux myrtilles

Temps de préparation : 4 minutes

Temps de cuisson : 0 minutes

Portions : 1

Ingrédients : (à l'aide d'une cup à mesurer, ou d'une tasse de 240ml)

- 1 tasse de lait froid écrémé

- 1 tasse de salade verte

- 1/2 tasse fraîchement congelé. myrtilles

- 1/2 tasse de gruau cuit congelé

- 1 cuillère à soupe de graines de tournesol

Préparation :

1. Mélanger tous les ingrédients jusqu'à l'obtention d'une consistance lisse et crémeuse.

2. Servir et déguster.

Nutrition :

- Calories : 280

- Lipides : 6,8 g

- Glucides : 44,0 g

- Protéines : 14,0 g ; Sodium : 141 mg

Chapitre 2. Déjeuner

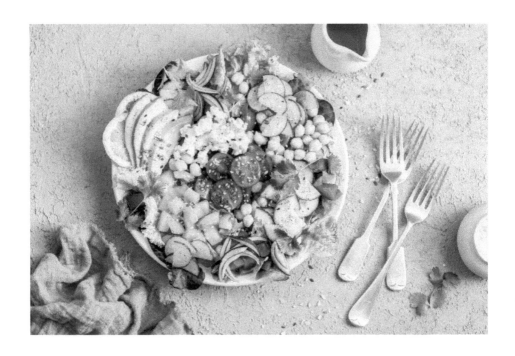

6.   Mélange de dinde au paprika

Temps de préparation : 10 minutes

Temps de cuisson : 40 minutes

Portions : 4

Ingrédients :

- 1 oignon jaune, tranché

- 450 g de poitrine de dinde, sans peau, désossée et grossièrement coupée en cubes

- 2 cuillères à soupe d'huile d'olive

- Sel et poivre noir (à votre convenance)

- 1 poignée de cœurs d'artichaut, coupés en deux

- 1/2 cuillère à café de muscade, moulue

- 1/2 cuillère à café de paprika doux

- 1 cuillère à café de cumin moulu

- 1 cuillère à soupe de coriandre hachée

Préparation :

1. Dans un plat à rôtir, mélanger la dinde avec l'oignon, les artichauts et les autres ingrédients, mélanger. Enfourner à 175° C pendant 40 minutes.

2. Répartir le tout dans les assiettes et servir.

Nutrition :

- Calories : 345

- Lipides : 12 g

- Fibres : 3 g

- Glucides : 12 g

- Protéines : 14 g

7.   Salade de saumon et d'épinards

Temps de préparation : 10 minutes

Temps de cuisson : 0 minutes

Portions : 4

Ingrédients : (à l'aide d'une cup à mesurer, ou d'une tasse de 240ml)

- 2 tasses de saumon fumé, sans peau, désossé et coupé en lanières
- 1 oignon jaune, haché
- 1 avocat, pelé, dénoyauté et coupé en cubes
- 1 tasse de tomates cerises, coupées en deux
- 1 cuillère à soupe d'huile d'olive
- 2 tasses de jeunes pousses d'épinards
- Une pincée de sel et de poivre de Cayenne
- 1 cuillère à soupe de vinaigre balsamique

Préparation :

1. Dans un saladier, mélanger le saumon avec l'oignon, l'avocat et les autres ingrédients, mélanger, répartir dans des assiettes et servir pour le déjeuner.

Nutrition :

- Calories : 260; Lipides : 2 g; Fibres : 8 g
- Glucides : 17 g; Protéines : 11 g

8.   Salade de poulet à la grecque

Temps de préparation : 10 minutes

Temps de cuisson : 0 minutes

Portions : 2

Ingrédients : (à l'aide d'une cup à mesurer, ou d'une tasse de 240ml)

- 1/4 tasse de vinaigre balsamique
- 1 cuillère à café de jus de citron fraîchement pressé
- 1/4 tasse d'huile d'olive extra vierge
- 1/4 cuillère à café de sel
- 1/4 cuillère à café de poivre noir fraîchement moulu
- 2 poitrines de poulet grillées désossées, sans peau
- 1/2 tasse d'oignon rouge émincé
- 10 tomates cerises, coupées en deux
- 8 olives Kalamata dénoyautées, coupées en deux
- 2 tasses de laitue romaine hachée grossièrement
- 1/2 tasse de feta

Préparation :

1. Dans un saladier, bien mélanger le vinaigre et le jus de citron. Incorporer lentement l'huile d'olive et continuer à fouetter

vigoureusement jusqu'à homogénéité. Incorporer le sel et le poivre.

2. Ajouter le poulet, l'oignon, les tomates et les olives et bien mélanger. Couvrir et réfrigérer au moins 2 heures ou jusqu'au jour suivant.

3. Pour servir, répartir la laitue romaine dans 2 assiettes à salade et garnir chacune de la moitié du mélange de légumes au poulet. Ajouter de la feta et servir immédiatement.

Nutrition :

- Calories : 260

- Lipides : 2 g

- Fibres : 8 g

- Glucides : 17 g

- Protéines : 11 g

9. Tartine salée à l'avocat

Temps de préparation : 10 minutes

Temps de cuisson : 0 minutes

Portions : environ 350 grammes

Ingrédients : (à l'aide d'une cup à mesurer, ou d'une tasse de 240ml)

- 1 avocat mûr, pelé et dénoyauté

- 1 cuillère à café de jus de citron fraîchement pressé

- 6 filets de sardine désossés

- 1/4 tasse d'oignon blanc doux en dés

- 1 branche de céleri, coupée en dés

- 1/2 cuillère à café de sel

- 1/4 cuillère à café de poivre noir fraîchement moulu

Préparation :

1. Dans un mixeur ou un robot culinaire, mélanger l'avocat, le jus de citron et les filets de sardine jusqu'à ce le mélange devienne plutôt lisse, en conservant quelques morceaux.

2. Verser le mélange dans un petit saladier et ajouter l'oignon, le céleri, le sel et le poivre. Bien mélanger à la fourchette et servir.

Nutrition :

- Calories : 160

- Lipides : 2,5 g

- Fibres : 9,3 g

- Glucides : 18 g

- Protéines : 13 g

10. Tomates farcies au fromage

Temps de préparation : 10 minutes

Temps de cuisson : 45 minutes

Portions : environ 500 grammes

Ingrédients : (à l'aide d'une cup à mesurer, ou d'une tasse de 240ml)

- 4 grosses tomates bien mûres

- 1 cuillère à soupe d'huile d'olive extra vierge

- 2 gousses d'ail émincées

- 1/2 tasse d'oignon jaune en dés

- 225g de champignons blancs ou à la crème, tranchés

- 1 cuillère à soupe de basilic frais haché

- 1 cuillère à soupe d'origan frais haché

- 1/2 cuillère à café de sel

- 1/4 cuillère à café de poivre noir fraîchement moulu

- 1 tasse de mozzarella râpée, partiellement écrémée

- 1 cuillère à soupe de parmesan râpé

Préparation :

1. Préchauffer le four à 375 ° F (190 ° C). Tapisser une plaque de cuisson de papier d'aluminium.

2. Trancher une tranche du bas de chaque tomate pour qu'elles puissent tenir debout sans vaciller. Coupez une tranche d'un cm

du haut de chaque tomate et utiliser une cuillère pour retirer délicatement la plus grande partie de la pulpe, en la plaçant dans un saladier. Placer les tomates sur la plaque de cuisson.

3. Dans une poêle épaisse, chauffer l'huile d'olive à feu moyen. Faire sauter l'ail, l'oignon, les champignons, le basilic et l'origan pendant 5 minutes et assaisonner de sel et de poivre.

4. Transférer le mélange dans le saladier et bien mélanger avec la pulpe de tomate. Incorporer la mozzarella.

5. Remplir chaque tomate avec un peu de farce, saupoudrer de parmesan et faire cuire jusqu'à ce que le fromage fasse des bulles, (15 à 20 minutes). Servir immédiatement.

Nutrition :

- Calories : 112

- Lipides : 2,5 g

- Fibres : 9,3 g

- Glucides : 21 g

- Protéines : 13 g

11. Soupe de légumes rôtis au four

Temps de préparation : 10 minutes

Temps de cuisson : 30 minutes

Portions : 6

Ingrédients :

- 2 patates douces, pelées et tranchées

- 2 panais, pelés et tranchés

- 2 carottes, pelées et tranchées

- 2 cuillères à soupe d'huile d'olive extra vierge

- 1 cuillère à café de romarin frais haché

- 1 cuillère à café de thym frais haché

- 1 cuillère à café de sel

- 1/2 cuillère à café de poivre noir fraîchement moulu

- 950 ml de bouillon de légumes ou de poulet

- Parmesan râpé pour la garniture

Préparation :

1. Préchauffer le four à 205°C. Tapisser une plaque de cuisson de papier d'aluminium.

2. Dans un grand saladier, mélanger les patates douces, les panais et les carottes. Ajouter l'huile d'olive et mélanger pour enrober. Ajouter le romarin, le thym, le sel et le poivre en remuant bien.

3. Répartir les légumes sur la plaque de cuisson et les faire rôtir jusqu'à ce qu'ils soient tendres et dorés sur les bords, 30 à 35 minutes. Retirer la plaque de cuisson du four et laisser refroidir jusqu'à ce qu'elle soit juste chaude.

4. En travaillant par lots, transférer une partie des légumes et du bouillon dans un mixeur ou un robot culinaire et mélanger jusqu'à l'obtention d'une consistance lisse. Verser chaque lot dans une grande casserole.

5. Lorsque tous les légumes ont été réduits en purée, chauffer la soupe à feu doux jusqu'à ce qu'elle soit bien chaude. Pour servir, répartir dans des bols et ajouter une pincée de parmesan.

Nutrition :

- Calories : 112

- Lipides : 2,5 g

- Fibres : 9,3 g

- Glucides : 21 g

- Protéines : 13 g

Chapitre 3. Dîner

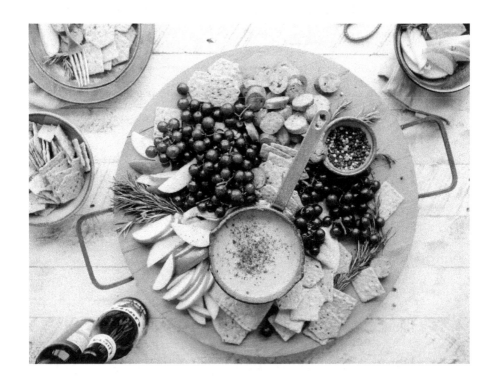

12. Pizza au pain pita aux figues et prosciutto

Temps de préparation : 5 minutes

Temps de cuisson : 20 minutes

Portions : 6

Ingrédients :

- 4 pains pita

- 8 figues, coupées en quartiers

- 8 tranches de prosciutto

- 225g de miettes de mozzarella

Préparation :

1. Placer les pains pita sur une plaque de cuisson.

2. Remplir les pains de mozzarella puis de figues et de prosciutto.

3. Cuire au four à 175° C pendant 8 minutes.

4. Servir immédiatement.

Nutrition :

- Énergie : 445

- Lipides : 13,7 g

- Glucides : 41,5 g

- Protéines : 39,0 g

13. Spaghettis aux palourdes en sauce

Temps de préparation : 5 minutes

Temps de cuisson : 45 minutes

Portions : 4

Ingrédients : (à l'aide d'une cup à mesurer, ou d'une tasse de 240ml)

- 225g de spaghetti

- 2 cuillères à soupe d'huile d'olive

- 2 gousses d'ail émincées

- 2 tomates, pelées et coupées en dés

- 1 tasse de tomates cerises, coupées en deux

- Palourdes fraîches de 450 g, nettoyées et rincées

- 2 cuillères à soupe de vin blanc

- 1 cuillère à café de vinaigre de xérès

Préparation :

1. Faire chauffer l'huile et Ajouter l'ail. Faire quelques minutes puis ajouter les tomates, le vin et le vinaigre. Faire bouillir, puis incorporer les palourdes et poursuivre la cuisson 10 minutes de plus.

2. Porter de l'eau à ébullition avec une pincée de sel et Ajouter les spaghettis. Cuire 8 minutes jusqu'à ce qu'elles soient al dente. Bien égoutter et mélanger avec la sauce aux palourdes.

3. Servir immédiatement.

Nutrition :

- Calories : 305

- Lipides : 8,8 g

- Glucides : 48,3 g

- Protéines : 8,1 g

14. Gratin crémeux au poisson

Temps de préparation : 5 minutes

Temps de cuisson : 1 heure

Portions : 6

Ingrédients : (à l'aide d'une cup à mesurer, ou d'une tasse de 240ml)

- 1 tasse de crème épaisse

- 2 filets de saumon, coupés en cubes

- 2 filets de morue, coupés en cubes

- 2 filets de bar, coupés en cubes

- 1 branche de céleri, tranchée

- Sel et poivre au goût

- 1/2 tasse de parmesan râpé

- 1/2 tasse de feta, émietté

Préparation :

1. Mélanger la crème avec les filets de poisson et le céleri dans un plat allant au four.

2. Ajouter du sel et du poivre selon le goût, puis Ajouter le parmesan et la feta.

3. Cuire au four pendant 20 minutes.

4. Servir immédiatement.

Nutrition :

- Calories : 300

- Lipides : 16,1 g

- Glucides : 1,3

- Protéines : 36,9 g

15.   Spaghettis au brocoli et au pesto

Temps de préparation : 5 minutes

Temps de cuisson : 35 minutes

Portions : 4

Ingrédients :

- 225g de spaghetti

- 450 g de brocoli, coupé en fleurons

- 2 cuillères à soupe d'huile d'olive

- 4 gousses d'ail hachées

- 4 feuilles de basilic

- 2 cuillères à soupe d'amandes blanchies

- 1 citron, en jus

- Sel et poivre au goût

Préparation :

1. Pour le pesto, mélanger le brocoli, l'huile, l'ail, le basilic, le jus de citron et les amandes dans un mixeur jusqu'à ce que le tout soit homogène et lisse.

2. Cuire les pâtes dans de l'eau salée pendant 8 minutes ou jusqu'à ce qu'elles soient al dente. Bien égoutter.

3. Mélanger les spaghettis chauds avec le pesto de brocoli et servir immédiatement.

Nutrition :

- Calories : 284
- Lipides : 10,2 g
- Glucides : 40,2 g
- Protéines : 10,4 g

16.   Spaghetti all 'Olio

Temps de préparation : 5 minutes

Temps de cuisson : 30 minutes

Portions : 4

Ingrédients :

- 225 g de spaghetti

- 3 cuillères à soupe d'huile d'olive

- 4 gousses d'ail émincées

- 2 poivrons rouges, tranchés

- 1 cuillère à soupe de jus de citron

- Sel et poivre au goût

- 1 petite poignée de parmesan râpé

Préparation :

1. Faire chauffer l'huile et faire revenir l'ail. Faire cuire, puis fouetter les poivrons rouges et faire cuire 1 minute de plus à feu doux, en veillant à ne les infuser, à ne pas les brûler ou les faire frire.

2. Ajouter le jus de citron et retirer du feu.

3. Cuire les pâtes avec de l'eau salée pendant 8 minutes ou comme indiqué sur l'emballage, jusqu'à ce qu'elles deviennent al dente.

4. Egoutter les spaghettis et les mélanger avec l'ail, l'huile et le poivre.

5. Servir immédiatemment.

Nutrition :

- Calories : 268

- Lipides : 11,9 g

- Glucides : 34,1 g

- Protéines : 7,1 g

Chapitre 4. Riz et céréales

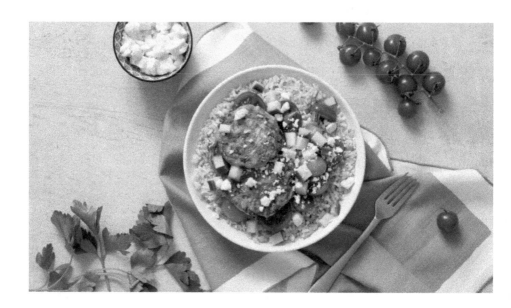

17. Riz brun

Temps de préparation : 5 minutes

Temps de cuisson : 15 minutes

Portions : 4

Ingrédients :

- 1 1/2 tasse de riz blanc

- 1 bouillon de boeuf

- 1 soupe condensée d'oignons français

- 1/4 tasse de beurre fondu

- 1 cuillère à soupe de sauce Worcestershire

- 1 cuillère à soupe de feuilles de basilic séchées

Préparation :

1. Préchauffer le four.

2. Dans un plat à four 2 quarts, mélanger le riz, le bouillon, la soupe, le beurre, la sauce Worcestershire et le basilic.

3. Préparer pendant 1 heure en remuant après 30 minutes.

Nutrition :

- Calories : 425

- Lipides : 33 g

- Glucides : 21 g

- Protéines : 12 g

18. Lasagne au riz

Temps de préparation : 20 minutes

Temps de cuisson : 15 minutes

Portions : 8

Ingrédients :

- 450 g de boeuf haché

- Sauce spaghetti

- 3 tasses de riz cuit, refroidi

- 1/2 cuillère à café d'ail en poudre

- 2 oeufs

- 3/4 tasse de parmesan râpé

- 2 1/4 tasse de mozarella râpé

- 2 tasses de fromage cottage

Préparation :

1. Préchauffer le four à 190 ° C.

2. Faire frire et remuer la viande dans une poêle chaude jusqu'à ce qu'elle soit dorée et friable, 5 à 7 minutes ; égoutter la graisse : et la jeter. Ajouter la sauce à spaghetti et l'ail en poudre.

3. Mélanger le riz, les œufs et 1/4 tasse de parmesan dans un saladier. Mélanger 2 tasses de mozzarella, de fromage cottage et 1/4 tasse de parmesan dans un autre saladier.

4. Mettre la moitié du mélange de riz dans un plat allant au four de 3 litres, suivi du mélange de fromage et de la moitié de la sauce à la viande. Répéter les couches. Saupoudrer 1/4 tasse de parmesan et 1/4 tasse de mozzarella sur la dernière couche de sauce à la viande.

5. Attendre que le fromage soit dissous et que la sauce bouillonne, 20 à 25 minutes.

Nutrition :

- Énergie : 461

- Lipides : 31 g

- Glucides : 11 g

- Protéines : 13 g

19. Riz au lait

Temps de préparation : 5 minutes

Temps de cuisson : 15 minutes

Portions : 4

Ingrédients :

- 4 tasses d'eau froide

- 1 tasse de riz cuit

- 1 cuillère à café d'extrait de vanille (facultatif)

Préparation :

1. Mélanger l'eau, le riz cuit et l'extrait de vanille dans un mixeur ; mélanger jusqu'à consistance lisse, environ 3 minutes.

2. Réfrigérer avant de servir.

Nutrition :

- Calories : 54

- Lipides : 32 g

- Glucides : 21 g

- Protéines : 26 g

20. Salade de petit-déjeuner à base de céréales et de fruits

Temps de préparation : 5 minutes

Temps de cuisson : 20 minutes

Portions : 6

Ingrédients :

- 1/4 cuillère à café de sel

- 3/4 tasse de boulgour

- 3/4 tasse de riz brun à cuisson rapide

- 1 yaourt à la vanille faible en gras de 8 oz

- 1 tasse de raisins secs

- 1 pomme Granny Smith

- 1 orange

- 1 pomme rouge

- 3 tasses d'eau

Préparation :

1. À feu vif, Placer une grande casserole et portez l'eau à ébullition.

2. Ajouter le boulgour et le riz. Ralentissez le feu pour faire mijoter et faire cuire pendant dix minutes à couvert.

3. Éteignez le feu, Mettre de côté pendant 2 minutes à couvert.

4. Sur une plaque à pâtisserie, transférer et répartir uniformément les grains pour refroidir.

5. Pendant ce temps, épluchez les oranges et coupez-les en tronçons. Hacher et évider les pommes.

6. Une fois les grains refroidis, les transférer dans un grand saladier de service avec les fruits.

7. Ajouter le yaourt et bien mélanger pour enrober.

8. Servir et déguster.

Nutrition :

- Calories : 48,6

- Glucides : 23,9 g

- Protéines : 3,7 g

- Lipides : 1,1 g

21. Bucatini à la Puttanesca

Temps de préparation : 5 minutes

Temps de cuisson : 40 minutes

Portions : 4

Ingrédients :

- 1 cuillère à soupe de câpres, rincées

- 1 cuillère à café d'origan frais haché grossièrement

- 1 cuillère à café d'ail finement haché

- 1/8 cuillère à café de sel

- Pâtes bucatini 12 oz

- 2 tasses de tomates pelées entières sans sel ajouté, hachées grossièrement avec leur jus

- 3 cuillères à soupe d'huile d'olive extra vierge, divisées

- 4 filets d'anchois, hachés

- 8 olives noires Kalamata, dénoyautées et coupées en lamelles

Préparation :

1. Cuire les pâtes bucatini selon les instructions sur l'emballage. Égoutter, garder au chaud et réserver.

2. À feu moyen, Placer une grande casserole antiadhésive et faire chauffer 2 cuillères à soupe d'huile.

3. Faire sauter l'anchois jusqu'à ce qu'il commence à se désintégrer.

4. Ajouter l'ail et faire sauter pendant 15 secondes.

5. Ajouter les tomates, faire sauter d'un5 à 20 minutes ou jusqu'à ce qu'elles ne soient plus liquides. Assaisonner avec 1/8 cuillère à café de sel.

6. Ajouter l'origan, les câpres et les olives.

7. Ajouter les pâtes et faire sauter jusqu'à ce qu'elles soient bien chaudes.

8. Pour servir, arroser les pâtes du reste de l'huile d'olive et savourer.

Nutrition :

- Calories : 207,4

- Glucides : 31 g

- Protéines : 5,1 g

- Lipides : 7 g

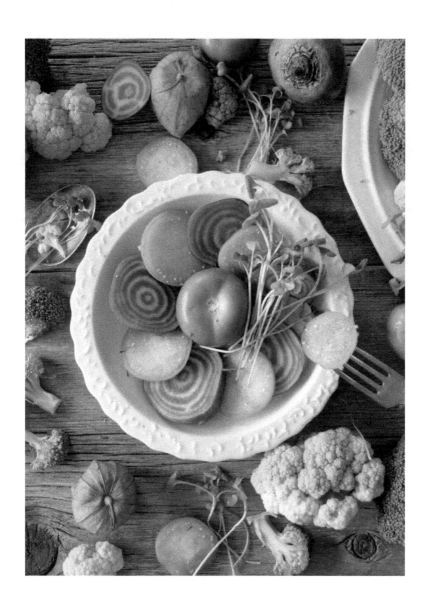

Chapitre 5. Salade

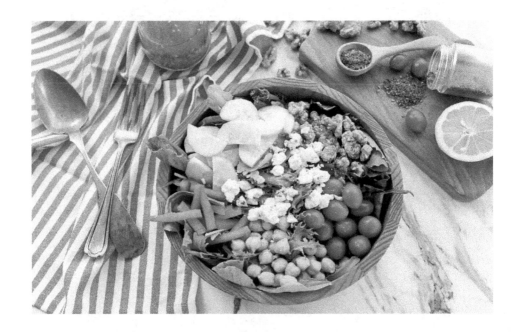

22.   Salade de poivrons et tomates

Temps de préparation : 10 minutes

Temps de cuisson : 15 minutes

Portions : 4

Ingrédients : (à l'aide d'une cup à mesurer, ou d'une tasse de 240ml)

- 8 poivrons rouges rôtis, tranchés
- 2 cuillères à soupe d'huile d'olive extra vierge
- 1 pincée de flocons de piment
- 4 gousses d'ail émincées
- 2 cuillères à soupe de pignons de pin
- 1 échalote, tranchée
- 1 tasse de tomates cerises, coupées en deux
- 2 cuillères à soupe de persil haché
- 1 cuillère à soupe de vinaigre balsamique
- Sel et poivre au goût

Préparation :

1. Mélanger tous les ingrédients sauf le sel et le poivre dans un saladier.

2. Assaisonnez de sel et de poivre si vous le souhaitez, selon votre goût.

3. Manger une fois fraîchement préparé.

49

Nutrition :

- Calories : 112

- Lipides : 11 g

- Fibres: 8 g

- Glucides : 10 g

- Protéines : 12 g

23.   Salade d'épinards dans un saladier

Temps de préparation : 10 minutes

Temps de cuisson : 20 minutes

Portions : 4

Ingrédients : (à l'aide d'une cup à mesurer, ou d'une tasse de 240ml)

- 2 betteraves rouges, cuites et coupées en dés

- 1 cuillère à soupe de vinaigre de cidre de pomme

- 3 tasses de jeunes pousses d'épinards

- 1/4 tasse de yaourt grec

- 1 cuillère à soupe de raifort

- Sel et poivre au goût

Préparation :

1. Mélanger les betteraves et les épinards dans un saladier.

2. Ajouter le yaourt, le raifort et le vinaigre. Vous pouvez également ajouter du sel et du poivre si vous le souhaitez.

3. Servir la salade aussitôt mélangée.

Nutrition :

- Calories : 112; Lipides : 11 g

- Fibres: 8 g; Glucides : 10 g

- Protéines : 12 g

24. Salade d'olives et de haricots rouges

Temps de préparation : 10 minutes

Temps de cuisson : 20 minutes

Portions : 4

Ingrédients : (à l'aide d'une cup à mesurer, ou d'une tasse de 240ml)

- 2 oignons rouges, tranchés

- 2 gousses d'ail émincées

- 2 cuillères à soupe de vinaigre balsamique

- 1/4 tasse d'olives vertes, tranchées

- Sel et poivre au goût

- 2 tasses de légumes verts mélangés

- 1 boîte de haricots rouges, égouttés

- 1 pincée de flocons de piment

- 2 cuillères à soupe d'huile d'olive extra vierge

- 2 cuillères à soupe de persil haché

Préparation :

1. Dans un saladier, mélanger tous les ingrédients

2. Assaisonner de sel et de poivre, si désiré, et servir aussitôt.

Nutrition :

- Calories : 112
- Lipides : 11 g
- Fibres: 8 g
- Glucides : 10 g
- Protéines : 12 g

25.   Salade de chou frais et léger

Temps de préparation : 10 minutes

Temps de cuisson : 25 minutes

Portions : 4

Ingrédients : (à l'aide d'une cup à mesurer, ou d'une tasse de 240ml)

- 1 cuillère à soupe de menthe hachée

- 1/2 cuillère à café de coriandre moulue

- 1 chou frisé, râpé

- 1/2 tasse de yaourt grec

- 1/4 cuillère à café de graines de cumin

- 2 cuillères à soupe d'huile d'olive extra vierge

- 1 carotte, râpée

- 1 oignon rouge, tranché

- 1 cuillère à café de miel

- 1 cuillère à café de zeste de citron

- 2 cuillères à soupe de jus de citron

- Sel et poivre au goût

Préparation :

1. Dans un saladier, Mélanger tous les ingrédients.

2. Vous pouvez ajouter du sel et du poivre selon votre goût, puis mélanger à nouveau.

3. Cette salade est meilleure lorsqu'elle est fraîche et fraîchement préparée.

Nutrition :

- Calories : 112
- Lipides : 11 g
- Fibres: 8 g
- Glucides : 10 g
- Protéines : 12 g

26. Salade de légumes

Temps de préparation : 10 minutes

Temps de cuisson : 30 minutes

Portions : 6

Ingrédients :

- 1 bouquet de chou-fleur, coupé en bouquets

- 1 courgette, tranchée

- 1 patate douce, pelée et coupée en cubes

- 225 g de mini carottes

- Sel et poivre au goût

- 1 cuillère à café de basilic séché

- 2 oignons rouges, tranchés

- 2 aubergines, coupées en cubes

- 1 endive, tranchée

- 3 cuillères à soupe d'huile d'olive extra vierge

- 1 citron, en jus

- 1 cuillère à soupe de vinaigre balsamique

Préparation :

1. Préchauffer le four à 175° C. Mélanger tous les légumes, le basilic, le sel, le poivre et l'huile dans un plat allant au four et cuire pendant 25 à 30 minutes.

2. Après cuisson, verser dans un saladier et incorporer le vinaigre et le jus de citron.

3. Préparer et Servir.

Nutrition :

- Calories : 115

- Lipides : 9 g

- Fibres: 85 g

- Glucides : 11 g

- Protéines : 15 g

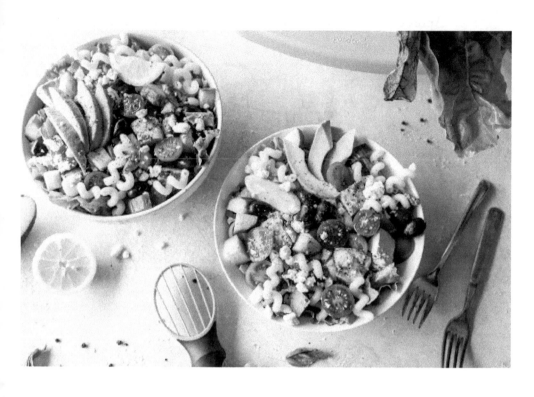

Chapitre 6. Soupes

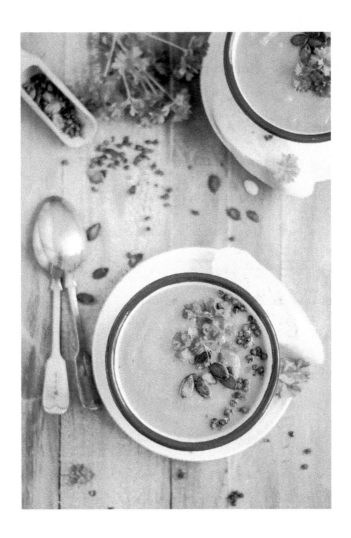

27. Ragoût sucré et salé

Temps de préparation : 10 minutes

Temps de cuisson : 1 heure

Portions : 8

Ingrédients : (à l'aide d'une cup à mesurer, ou d'une tasse de 240ml)

- 3 cuillères à soupe d'huile d'olive

- 1 1/2 oignon émincé

- 1.3 kg de ragoût de bœuf, coupé en cubes

- 1 1/2 cuillère à café de cannelle moulue

- 3/4 cuillère à café de paprika

- 3/4 cuillère à café de curcuma moulu

- 1/4 cuillère à café de piment Jamaïcain

- 1/4 cuillère à café de gingembre moulu

- 1 1/2 tasse de bouillon de boeuf

- 1 1/2 cuillère à soupe de miel

- 1 1/2 tasse d'abricots secs, coupés en deux et trempés dans l'eau chaude jusqu'à ce qu'ils soient ramollis et égouttés

- 1/3 tasse de lamelles d'amandes grillées

Préparation :

1. Placer l'huile dans votre cuiseur programmable et Sélectionner « Sauté ». Ajouter ensuite l'oignon et Laisser cuire environ 3-4 minutes.

2. Incorporer le bœuf et cuire environ 3-4 minutes ou jusqu'à ce qu'il soit complètement doré.

3. Incorporer les épices et cuire environ 2 minutes.

4. Sélectionner « Annuler » et Ajouter le bouillon et le miel.

5. Choisir « Viande / Ragoût » pour une durée de 50 minutes.

6. Choisir « Annuler » et effectuez une version « naturelle » pendant environ 15 minutes, puis effectuez une version « rapide ».

7. Retirer le couvercle et incorporer les moitiés d'abricot.

8. Servir avec la garniture à l'amande.

Nutrition :

- Énergie : 428
- Glucides : 10,1 g
- Protéines : 54 g
- Lipides : 18,4 g
- Sodium: 257 mg
- Fibres: 1,9 g

28. Gaspacho de pommes de terre garni de feta

Temps de préparation : 10 minutes

Temps de cuisson : 25 minutes

Portions : 4

Ingrédients : (à l'aide d'une cup à mesurer, ou d'une tasse de 240ml)

- 3 gros poireaux
- 3 cuillères à soupe de beurre
- 1 oignon, haché finement
- 450 g de pommes de terre, hachées
- 5 tasses de bouillon de légumes
- 2 cuillères à café de jus de citron
- 1/4 cuillère à café de muscade
- 1/4 cuillère à café de coriandre moulue
- 1 feuille de laurier
- 140 g de feta émiettée
- 1 1/2 sel et poivre blanc
- 1/3 Ciboulette fraîchement ciselée, pour garnir

Préparation :

1. Retirer la plupart des parties vertes des poireaux. Tranchez très finement les parties blanches. Faire fondre le beurre sur Sauté et faire sauter les poireaux et l'oignon pendant 5 minutes sans

brunir. Ajouter les pommes de terre, le bouillon, le jus, la muscade, la coriandre et le laurier.

2. Choisir Manuel / Cuisson Vapeur et régler la minuterie sur 10 minutes. Faire cuire à haute pression. Faire une libération rapide et jeter la feuille de laurier. Assaisonner au goût, ajouter la feta. Servir la soupe saupoudrée de ciboulette fraîchement ciselée.

Nutrition :

- Énergie : 428

- Glucides : 10,1 g

- Protéines : 54 g

- Lipides : 18,4 g

- Sodium: 257 mg

- Fibres: 1,9 g

29. Soupe pomodoro aux haricots blancs

Temps de préparation : 10 minutes

Temps de cuisson : 40 minutes

Portions : 4

Ingrédients : (à l'aide d'une cup à mesurer, ou d'une tasse de 240ml)

- 905 g de tomates coupées en dés

- 1 tasse de haricots blancs, précuits

- 1 petit oignon, coupé en dés

- 2 gousses d'ail écrasées

- 1 tasse de crème épaisse

- 1 tasse de bouillon de légumes

- 2 cuillères à soupe de persil frais, haché finement

- 1/4 cuillère à café de poivre noir moulu

- 2 cuillères à soupe d'huile d'olive extra vierge

- 1/2 cuillère à café de sel

Préparation :

1. Huile chaude en mode Sauté. Faire sauter l'oignon et l'ail sur Faire sauter pendant 2 minutes. Ajouter les tomates, les haricots, le bouillon, 3 tasses d'eau, le persil, le sel, le poivre et un peu de sucre pour équilibrer l'amertume.

2. Sceller le couvercle et cuire sur soupe / bouillon pendant 30 minutes à haute pression. Relâcher la pression naturellement pendant 10 minutes. Présenter avec une cuillerée de crème fraîche et de persil haché pour servir.

Nutrition :

- Calories : 400
- Glucides : 15 g
- Protéines : 58 g
- Lipides : 18,4 g
- Sodium: 300 mg
- Fibres: 1,9 g

30.   Soupe verte puissante

Temps de préparation : 10 minutes

Temps de cuisson : 35 minutes

Portions : 3

Ingrédients : (à l'aide d'une cup à mesurer, ou d'une tasse de 240ml)

- 450 g de choux de Bruxelles frais, rincés, coupés en deux, hachés

- 170 g de jeunes épinards frais, rincés, déchirés, hachés

- 1 cuillère à café de sel de mer

- 1 cuillère à soupe de lait entier

- 3 cuillères à soupe de crème fraîche

- 1 cuillère à soupe de céleri frais, haché

- 3 tasses d'eau

- 1 cuillère à soupe de beurre

Préparation :

1. Ajouter tous les ingrédients dans votre cocotte-minute programmable. Protégez le couvercle et réglez la sortie de vapeur. Appuyez sur Soupe / Bouillon et faire cuire 30 minutes à puissance élevée. Faire une libération rapide de vapeur. Transférer dans un robot culinaire et bien mélanger pour combiner.

Nutrition :

- Calories : 325

- Glucides : 21 g

- Protéines : 34 g

- Lipides : 21 g

- Sodium: 213 mg

- Fibres: 4 g

31. Soupe crémeuse aux asperges

Temps de préparation : 10 minutes

Temps de cuisson : 40 minutes

Portions : 4

Ingrédients : (à l'aide d'une cup à mesurer, ou d'une tasse de 240ml)

- 905 g d'asperges fraîches, parées, 1 pouce d'épaisseur
- 2 oignons, pelés et hachés finement
- 1 tasse de crème épaisse
- 4 tasses de bouillon de légumes
- 2 cuillères à soupe de beurre
- 1 cuillère à soupe d'huile végétale
- 1/2 cuillère à café de sel
- 1/2 cuillère à café d'origan séché
- 1/2 cuillère à café de paprika

Préparation :

1. Faire revenir le beurre et l'huile. Faire sauter les oignons pendant 2 minutes, jusqu'à ce qu'ils soient translucides. Ajouter les asperges, l'origan, le sel et le paprika. Bien remuer et laisser cuire quelques minutes jusqu'à ce que les asperges ramollissent. Verser le bouillon. Sceller le couvercle et cuire en mode soupe / bouillon pendant 20 minutes à puissance élevée. Faire une

libération rapide de vapeur et fouetter la crème épaisse. Servir frais ou chaud.

Nutrition :

- Calories : 312

- Glucides : 25 g

- Protéines : 34 g

- Lipides : 21 g

- Sodium: 213 mg

- Fibres: 8 g

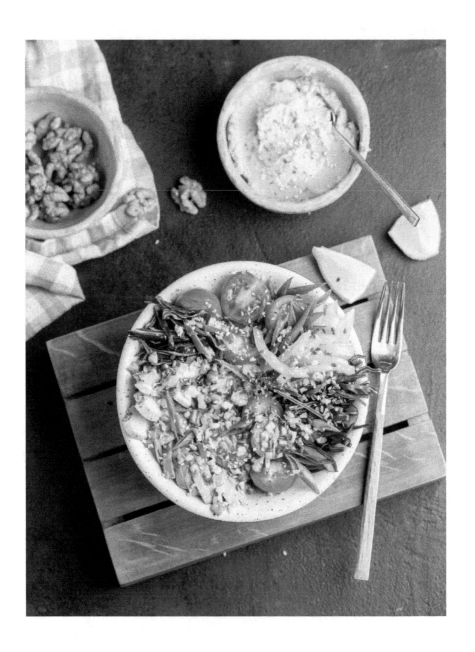

Chapitre 7. Desserts

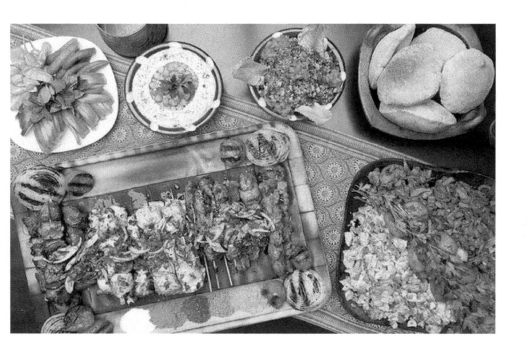

32.   Mousse au yaourt aux bleuets

Temps de préparation : 4 minutes

Temps de cuisson : 0 minutes

Portions : 4

Ingrédients : (à l'aide d'une cup à mesurer, ou d'une tasse de 240ml)

- 2 tasses de yaourt grec

- 1/4 tasse de stévia

- 3/4 tasse de crème épaisse

- 2 tasses de myrtilles

Préparation :

1. Dans un mixeur, mélanger le yaourt avec les autres ingrédients, bien mélanger, répartir dans des tasses et conserver au réfrigérateur pendant 30 minutes avant de servir.

Nutrition :

- Calories : 141

- Lipides : 4,7 g

- Fibres: 4,7 g

- Glucides : 8,3 g

- Protéines : 0,8 g

33. Prunes farcies

Temps de préparation : 4 minutes

Temps de cuisson : 20 minutes

Portions : 4

Ingrédients :

- 4 prunes, dénoyautées, coupées en deux, non molles
- 1 cuillère à soupe d'arachides, hachées
- 1 cuillère à soupe de miel
- 1/2 cuillère à café de jus de citron
- 1 cuillère à café d'huile de coco

Préparation :

2. Faire le sachet avec du papier d'aluminium et Placer-y les moitiés de prune.

3. Saupoudrer ensuite les prunes de miel, de jus de citron, d'huile de coco et d'arachides.

4. Cuire les prunes pendant 20 minutes à 175° C.

Nutrition :

- Calories : 69
- Lipides : 2,5 g
- Fibres: 1,1 g
- Glucides : 12,7 g; Protéines : 1,1 g

34. Crème de cerise douce au cacao

Temps de préparation : 4 minutes

Temps de cuisson : 0 minutes

Portions : 4

Ingrédients : (à l'aide d'une cup à mesurer, ou d'une tasse de 240ml)

- 1/2 tasse de cacao en poudre

- 3/4 tasse de confiture de cerises rouges

- 1/4 tasse de stévia

- 2 tasses d'eau

- 450 g de cerises, dénoyautées et coupées en deux

Préparation :

1. Mélanger les cerises avec l'eau et le reste des ingrédients, Bien mélanger, Répartir dans des tasses et conserver-les au réfrigérateur pendant 2 heures avant de servir.

Nutrition :

- Calories : 162

- Lipides : 3,4 g

- Fibres: 2,4 g

- Glucides : 5 g

- Protéines : 1 g

35. Crème de mangue et miel

Temps de préparation : 4 minutes

Temps de cuisson : 30 minutes

Portions : 6

Ingrédients : (à l'aide d'une cup à mesurer, ou d'une tasse de 240ml)

- 2 tasses de crème de noix de coco, émiettée

- 6 cuillères à café de miel

- 2 mangues, hachées

Préparation :

1. Mélanger le miel et la mangue.

2. Lorsque le mélange est lisse, le fusionner avec de la crème fouettée et mélanger soigneusement.

3. Mettre le mélange mangue-crème dans les verres de service et réfrigérer 30 minutes.

Nutrition :

- Calories : 272

- Lipides : 19,5 g

- Fibres: 3,6 g

- Glucides : 27 g

- Protéines : 2,8 g

36. Poires à la cannelle

Temps de préparation : 4 minutes

Temps de cuisson : 25 minutes

Portions : 4

Ingrédients :

- 2 poires

- 1 cuillère à café de cannelle moulue

- 1 cuillère à soupe d'érythritol

- 1 cuillère à café de stevia liquide

- 4 cuillères à café de beurre

Préparation :

1. Coupez les poires en deux.

2. Puis récupérez les graines des poires à l'aide de la pelle.

3. Dans le saladier peu profond, mélanger l'érythritol et la cannelle moulue.

4. Saupoudrer chaque moitié de poire du mélange de cannelle et arroser de stevia liquide.

5. Ajouter ensuite le beurre et enveloppez-le dans du papier d'aluminium.

6. Cuire les poires pendant 25 minutes à 185 ° C.

7. Retirer ensuite les poires du papier d'aluminium et transférer-les dans les assiettes de service.

Nutrition :

- Calories : 96
- Lipides : 4 g
- Fibres: 3,6 g
- Glucides : 16,4 g
- Protéines : 0,4 g

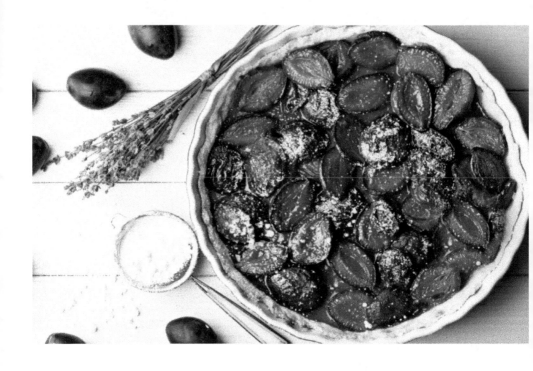

Chapitre 8. Collations

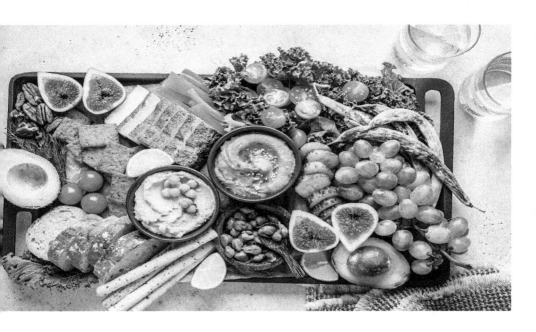

37.   Œufs farcis au paprika fumé espagnol

Temps de préparation : 15 minutes

Temps de cuisson : 15 minutes

Portions : 6

Ingrédients :

- 6 gros œufs

- 1 à 2 cuillères à soupe de mayonnaise

- 1 cuillère à café de moutarde de Dijon

- 1/2 cuillère à café de moutarde en poudre

- 1/2 cuillère à café de sel

- 1/4 cuillère à café de poivre noir fraîchement moulu

- 1 cuillère à café de paprika fumé

Préparation :

1. Faire cuire les œufs et Verser suffisamment d'eau pour les immerger complètement.

2. Lorsque les œufs sont transformés, épluchez-les et coupez-les en deux sur la longueur. Détachez les jaunes et Mettre-les dans un petit saladier.

3. Aux jaunes, Ajouter 1 cuillère à soupe de mayonnaise, la moutarde de Dijon, la moutarde en poudre, le sel et le poivre. Remuer pour mélanger complètement, puis Ajouter la cuillère à soupe restante de mayonnaise si vous le souhaitez pour obtenir

une consistance plus lisse. Verser 1/2 cuillère à soupe du mélange de jaune d'œuf dans chaque blanc d'œuf.

4. Disposez les œufs farcis sur une assiette et parsemez de paprika fumé.

Nutrition :

- Calories : 89

- Matières grasses totales: 7 g

- Protéines : 6 g

- Glucides : 1 g

38. Aperol Spritz

Temps de préparation : 5 minutes

Temps de cuisson : 15 minutes

Portions : 4

Ingrédients :

- Glaçons

- 85 g de prosecco

- 55 g d'Aperol

- Soda Splash Club

- Quartier d'orange, pour la garniture

Préparation :

1. Remplir un verre à vin de glace/glaçons. Ajouter le prosecco et l'apérol. Garnir d'une touche de soda club. Garnissez d'un quartier d'orange.

Nutrition :

- Calories : 125

- Matières grasses totales: 0 g

- Protéines : 0 g

- Glucides : 17 g

- Fibres: 0 g

39. Vin chaud

Temps de préparation : 5 minutes

Temps de cuisson : 5 minutes

Portions : 4

Ingrédients :

- 1 bouteille de vin rouge sec

- 3 bâtons de cannelle

- 3 cuillères à soupe de sucre

- 1 orange pelée

Préparation :

1. Fusionner tous les ingrédients, couvrir et faire bouillir.

2. Détacher le couvercle et allumer soigneusement avec une flamme. Lorsque la flamme s'éteint, verser dans des tasses.

Nutrition :

- Énergie : 169

- Matières grasses totales: 0 g

- Protéines : 0 g

- Glucides : 13 g

- Fibres: 0 g

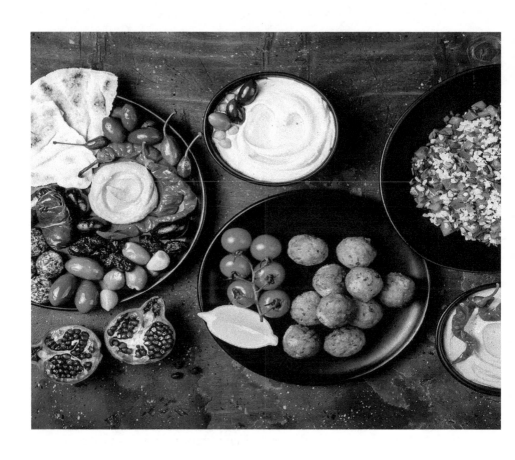

40.   Wraps aux prunes

Temps de préparation : 5 minutes

Temps de cuisson : 10 minutes

Portions : 4

Ingrédients :

- 4 prunes

- 4 tranches de prosciutto

- 1/4 cuillère à café d'huile d'olive

Préparation :

1. Préchauffer le four à 190 ° C.

2. Enveloppez chaque prune dans des tranches de prosciutto et fixez-la avec un cure-dent (si nécessaire).

3. Mettre les prunes enveloppées au four et cuire 10 minutes.

Nutrition :

- Calories : 62

- Lipides : 2,2 g

- Fibres: 0,9 g

- Glucides : 8 g

- Protéines : 4,3 g

Chapitre 9. Plats de légumes

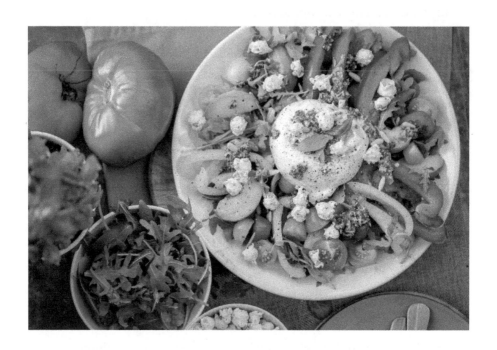

41. Linguine aux champignons

Temps de préparation : 5 minutes

Temps de cuisson : 10 minutes

Portions : 4

Ingrédients : (à l'aide d'une cup à mesurer, ou d'une tasse de 240ml)

- 155 g de champignons mélangés, tranchés

- 2 oignons verts, tranchés

- 1 1/2 cuillère à café d'ail émincé

- 450 g de pâtes linguine à grains entiers,

- 1/4 tasse de levure nutritionnelle

- 1/2 cuillère à café de sel

- 3/4 cuillère à café de poivre noir moulu

- 6 cuillères à soupe d'huile d'olive

- 3/4 tasse de bouillon de légumes chaud

Préparation :

1. Prenez une poêle, Placer-la sur feu moyen-vif, Ajouter l'ail et les champignons et faire cuire 5 minutes jusqu'à ce qu'ils soient tendres.

2. Transférer les légumes dans une casserole ; ajouter les pâtes cuites et le reste des ingrédients, sauf les oignons verts.

3. Garnir d'oignons verts et servir.

Nutrition :

- Énergie : 430

- Lipides : 15 g

- Glucides : 62 g

- Protéines : 15 g

42. Crème de poireaux

Temps de préparation : 5 minutes

Temps de cuisson : 30 minutes

Portions : 4

Ingrédients : (à l'aide d'une cup à mesurer, ou d'une tasse de 240ml)

- 4 poireaux tranchés

- 4 tasses de bouillon de légumes

- 1 cuillère à soupe d'huile d'olive

- 2 échalotes hachées

- 1 cuillère à soupe de romarin haché

- Pincée de sel

- Poivre noir

- 1 tasse de crème épaisse

- 1 cuillère à soupe de ciboulette hachée

Préparation :

1. Chauffer une casserole avec l'huile à feu moyen-vif ; ajouter les échalotes et les poireaux et faire revenir 5 minutes.

2. Ajouter le bouillon et les autres ingrédients sauf la ciboulette. Porter à ébullition, puis cuire à feu moyen pendant 25 minutes en remuant de temps en temps.

3. Mélanger la soupe à l'aide d'un mixeur à immersion. Placer dans des bols, saupoudrer de ciboulette et servir.

Nutrition :

- Calories : 150

- Lipides : 3 g

- Glucides : 2 g

- Protéine : 6 g

43. Aubergine au parmesan

Temps de préparation : 5 minutes

Temps de cuisson : 45 minutes

Portions : 8

Ingrédients : (à l'aide d'une cup à mesurer, ou d'une tasse de 240ml)

- Spray de cuisson

- 225 g de tomates concassées

- 2 aubergines, coupées en rondelles

- 1/4 tasse de vin rouge

- Sel et poivre

- 1 cuillère à café de basilic séché

- 2 cuillères à soupe d'huile d'olive

- 1 cuillère à café d'origan séché

- 1 tasse d'oignon, haché

- 1/2 tasse de parmesan

- 2 gousses d'ail écrasées et

- 1 tasse de mozarella

- 2 feuillesde basilic, hachées

Préparation :

1. Préchauffer votre four à 205°C. (205°C)

2. Fusionner les ingrédients à l'exception du fromage et du basilic. Vaporisez votre plat de cuisson d'huile. Laisser mijoter 10 minutes.

3. Disposer l'aubergine dans le plat allant au four. Étalez la sauce sur un plat allant au four. Assaisonnez avec du sel et du poivre. Garnir avec les tranches d'aubergine. Cuire pendant 20 minutes.

4. Saupoudrer de mozzarella et de parmesan.

5. À feu moyen, Mettre une casserole en place. Ajouter l'huile et faire cuire l'oignon pendant 4 minutes. Cuire au four pendant 25 minutes.

6. Ajouter l'ail et cuire encore 2 minutes.

Nutrition :

- Calories : 192

- Lipides : 9 g

- Glucides : 16 g

- Protéine : 10 g

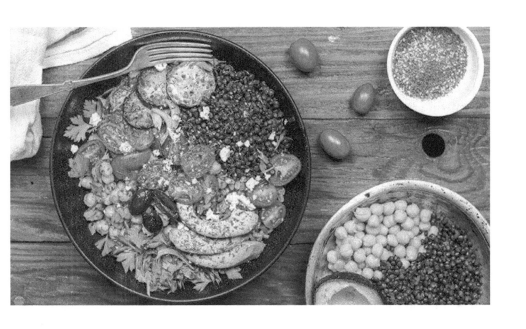

44. Salade de poivrons et lentilles

Temps de préparation : 10 minutes

Temps de cuisson : 0 minutes

Portions : 4

Ingrédients : (à l'aide d'une cup à mesurer, ou d'une tasse de 240ml)

- 1115 g de lentilles en conserve, égouttées et rincées

- 2 oignons nouveaux, hachés

- 1 poivron rouge, haché

- 1 poivron vert, haché

- 1 cuillère à soupe de jus de citron vert frais

- 1/3 tasse de coriandre, hachée

- 2 cuillères à café de vinaigre balsamique

Préparation :

1. Dans un saladier, mélanger les lentilles avec les oignons, les poivrons et le reste des ingrédients, mélanger et servir.

Nutrition :

- Calories : 200

- Lipides : 2,45 g

- Fibres : 6,7 g

- Glucides : 10,5 g; Protéines : 5,6 g

94

Chapitre 10. Plats d'accompagnement

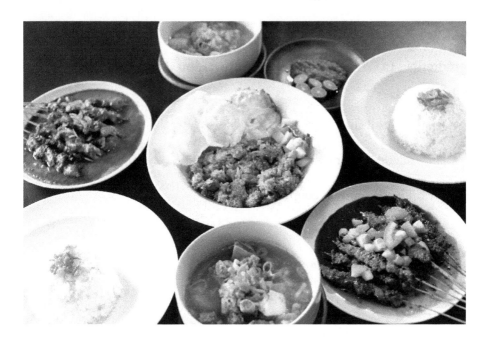

45. Légumes au four

Temps de préparation : 5 minutes

Temps de cuisson : 20 minutes

Portions : 12

Ingrédients : (à l'aide d'une cup à mesurer, ou d'une tasse de 240ml)

- 6 gousses d'ail

- 6 cuillères à soupe d'huile d'olive

- 1 bulbe de fenouil, coupé en dés

- 1 courgette coupée en dés

- 2 poivrons rouges, coupés en dés

- 6 pommes de terre, grosses et coupées en dés

- 2 cuillères à café de sel de mer

- 1/2 tasse de vinaigre balsamique

- 1/4 tasse de romarin, haché et frais

- 2 cuillères à café de bouillon de légumes en poudre

Préparation :

1. Préchauffer votre four.

2. Sortez un plat allant au four et Placer vos pommes de terre, fenouil, courgettes, ail et fenouil sur un plat allant au four, en arrosant d'huile d'olive.

3. Saupoudrer de sel, de poudre de bouillon et de romarin. Bien mélanger, puis cuire au four à 230 ° C pendant trente à quarante minutes. Mélanger votre vinaigre dans les légumes avant de servir.

Nutrition :

- Énergie : 675

- Protéines : 13 g

- Lipides : 21 g

- Glucides : 112 g

46. Salade d'aubergines rôties

Temps de préparation : 15 minutes

Temps de cuisson : 40 minutes

Portions : 6

Ingrédients : (à l'aide d'une cup à mesurer, ou d'une tasse de 240ml)

- 1 oignon rouge, tranché
- 2 cuillères à soupe de persil, frais et haché
- 1 cuillère à café de thym
- 2 tasses de tomates cerises, coupées en deux
- Sel de mer et poivre noir au goût
- 1 cuillère à café d'origan
- 3 cuillères à soupe d'huile d'olive
- 1 cuillère à café de basilic
- 3 aubergines, pelées et coupées en cubes

Préparation :

1. Préchauffer votre four.

2. Assaisonnez votre aubergine avec du basilic, du sel, du poivre, de l'origan, du thym et de l'huile d'olive.

3. Verser sur une plaque à pâtisserie et faire cuire au four pendant une demi-heure.

4. Remuer avec vos ingrédients restants avant de servir.

Nutrition :

- Énergie : 148

- Protéines : 3,5 g

- Lipides : 7,7 g

- Glucides : 20,5 g

47. Penne à la sauce tahini

Temps de préparation : 10 minutes

Temps de cuisson : 20 minutes

Portions : 8

Ingrédients : (à l'aide d'une cup à mesurer, ou d'une tasse de 240ml)

- 1/3 tasse d'eau

- 1 tasse de yaourt nature

- 1/8 tasse de jus de citron

- 3 cuillères à soupe de Tahini

- 3 gousses d'ail

- 1 oignon, haché

- 1/4 tasse d'huile d'olive

- 2 champignons portobello, gros et tranchés

- 1/2 poivron rouge, coupé en dés

- 455 g de pâtes Penne

- 1/2 tasse de persil, frais et haché

- Poivre noir au goût

Préparation :

1. Commencez par sortir une casserole et porter à ébullition une casserole d'eau salée. Faire cuire vos pâtes al dente selon les instructions sur l'emballage.

2. Mélanger votre jus de citron et votre tahini, puis Le placer dans un robot culinaire. Mélanger avec de l'ail, de l'eau et du yaourt. Cela devrait être fluide.

3. Ajouter vos champignons et continuez à cuire jusqu'à ce qu'ils soient ramollis.

4. Ajouter votre poivron et faire cuire jusqu'à ce qu'il soit croustillant.

5. Égouttez vos pâtes, puis Mélanger avec votre sauce au tahini, garnissez de persil et de poivre et Servir avec des légumes.

Nutrition :

- Énergie : 332
- Protéines : 11 g
- Lipides : 12 g
- Glucides : 48 g

48.   Risotto d'orge au parmesan

Temps de préparation : 15 minutes

Temps de cuisson : 30 minutes

Portions : 6

Ingrédients : (à l'aide d'une cup à mesurer, ou d'une tasse de 240ml)

- 1 tasse d'oignon jaune, haché

- 1 cuillère à soupe d'huile d'olive

- 4 tasses de bouillon de légumes, faible teneur en sodium

- 2 tasses d'orge perlée, non cuite

- 1/2 tasse de vin blanc sec

- 1 tasse de parmesan, râpé finement et divisé

- Sel de mer et poivre noir au goût

- Ciboulette fraîche, hachée pour le service

- Quartiers de citron pour servir

Préparation :

1. Ajouter votre bouillon dans une casserole et portez-le à ébullition à feu moyen-vif.

2. Sortez une marmite et Mettre-la également à feu moyen-vif. Faire chauffer votre huile avant d'ajouter votre oignon.

3. Faire cuire pendant huit minutes et Remuer de temps en temps. Ajouter votre orge et faire cuire encore deux minutes. Incorporer votre orge et cuire jusqu'à ce qu'elle soit grillée.

4. Verser le vin et faire cuire encore une minute. La plupart du liquide doit s'être évaporé avant d'être ajouté dans une tasse de bouillon chaud.

5. Cuire et remuer pendant deux minutes. Votre liquide doit être absorbé. Ajouter le bouillon restant à la tasse et cuire jusqu'à ce que chaque tasse soit absorbée avant d'en ajouter davantage. Cela devrait prendre environ deux minutes à chaque fois. Il faudra un peu plus de temps pour que la dernière tasse soit incorporée.

6. Retirer du feu, incorporer une demi-tasse de fromage et garnir du reste de la ciboulette et des quartiers de citron.

Nutrition :

- Calories : 346

- Protéines : 14 g

- Lipides : 7 g

- Glucides : 56 g

49.   pâtes Zucchini

Temps de préparation : 15 minutes

Temps de cuisson : 30 minutes

Portions : 4

Ingrédients : (à l'aide d'une cup à mesurer, ou d'une tasse de 240ml)

- 3 cuillères à soupe d'huile d'olive

- 2 gousses d'ail hachées

- 3 courgettes, grosses et coupées en dés

- Sel de mer et poivre noir au goût

- 1/2 tasse de lait, 2%

- 1/4 cuillère à café de muscade

- 1 cuillère à soupe de jus de citron, frais

- 1/2 tasse de parmesan râpé

- 225 g de pâtes farfalle non cuites

Préparation :

1. Sortez une poêle et Placer-la sur feu moyen, puis faire chauffer l'huile. Ajouter votre ail et faire cuire pendant une minute. Remuer souvent pour qu'il ne brûle pas. Ajouter votre sel, poivre et courgettes. Remuer bien et faire cuire à couvert pendant quinze minutes. Pendant ce temps, vous aurez envie de remuer le mélange deux fois.

2. Sortez un saladier allant au micro-ondes et faire chauffer le lait pendant trente secondes. Incorporer votre muscade, puis Verser dans la poêle. Faire cuire à découvert pendant cinq minutes. Remuer de temps en temps pour éviter de brûler.

3. Sortez une marmite et faire cuire vos pâtes selon les instructions de l'emballage. Égouttez les pâtes, puis conserver deux cuillères à soupe d'eau pour pâtes.

4. Mélanger le tout et Ajouter le fromage, le jus de citron et l'eau pour pâtes.

Nutrition :

- Énergie : 410

- Protéines : 15 g

- Lipides : 17 g

- Glucides : 45 g

Chapitre 11. Conclusion

Le régime méditerranéen met l'accent sur les aliments frais comme les fruits et légumes en combinaison avec des céréales complètes. Il est faible en viande rouge et riche en poisson, volaille, noix et haricots. Ce régime comprend de nombreux types de groupes alimentaires pour vous aider à apporter de la variété dans votre journée : pain (céréales complètes), haricots / lentilles / noix / céréales, baies / légumes, produits laitiers (faibles en matières grasses), huile d'olive/ viande, vin et alcool (généralement pas plus d'un verre par jour), fromage (faible en matières grasses), fruits (frais), aubergines, pommes de terre (non pelées), chou (cru) et pâtes (blé complet).

Ajouter des légumes supplémentaires aux repas tels que les tomates. Ne faire pas trop cuire vos viandes. Afin de réduire le risque de cancer, toutes les viandes doivent être grillées ou grillées à feu doux qui ne brunit pas la viande. Il est préférable d'utiliser des steaks plutôt que des du bœuf haché. Pour la volaille choisir de préférence du poulet ou de la dinde blanche et non de la viande brune, y compris du foie ou des os. Utilisez des coupes maigres de bœuf / porc comme un filet plutôt que des morceaux plus gras, comme la surlonge ou des faux-filet. Le poisson doit être à chair ferme et à peau, et frit dans une huile assez légère telle que l'huile d'olive au lieu d'être frit dans du beurre ou de la margarine, car cela peut augmenter le nombre de calories que vous consommez par portion. Utilisez toujours de la dinde à la viande blanche au lieu de la poitrine de viande brune pour les recettes qui nécessitent un type de viande, car la viande blanche contient moins de gras par portion que la viande brune.

Tous les fruits doivent être consommés crus pour donner du goût et pour conserver leur teneur en vitamines, qui comprend la vitamine C et bien d'autres. Le régime méditerranéen est un mode de vie sain qui comprend la consommation de beaucoup de fruits frais, beaucoup de légumes, de céréales complètes et de graisses saines, des quantités modérées d'alcool, de fruits de mer et de volaille, et la pratique d'une activité physique. Le régime méditerranéen est un régime alimentaire sain recommandé aux personnes vivant dans les climats nordiques, qui présentent un faible risque de développer une maladie cardiovasculaire ou un diabète. On l'appelle le régime méditerranéen car il est originaire de Grèce, de Turquie et des pays du sud de la mer Méditerranée. Ces pays (et d'autres de la région) partagent de nombreuses similitudes culturelles et culinaires.

Le régime méditerranéen, souvent appelé mode de vie méditerranéen, a beaucoup attiré de l'attention ces derniers temps. De plus en plus de gens essaient de manger plus sainement ou commencent à être plus attentifs vis-à-vis de leur alimentation. Les régimes méditerranéens parfois appelés régimes méditerranéens traditionnels ou modes de vie traditionnels ont été conçus à l'origine pour ceux qui travaillaient dans les fermes. Ils contiennent des aliments qui donnent un cœur sain et un corps robuste. Beaucoup appellent le régime méditerranéen un « régime bikini ». Aussi surprenant que cela puisse paraître, il n'y a pas beaucoup de différence entre le régime méditerranéen et le régime Atkins. Tous les deux se concentrent sur une alimentation saine. Le régime méditerranéen est basé sur le fait que les aliments contiennent souvent plus d'un nutriment. La plupart des fruits et légumes contiennent des matières grasses ou du sucre.

En plus d'être un excellent moyen de bien manger naturellement, le régime méditerranéen est bon pour la santé. Il a été démontré qu'il aide à perdre du poids et à prévenir les maladies cardiovasculaires. Il favorise également le maintien d'une perte de perte de poids. Des études ont montré qu'il peut réduire le taux de cholestérol chez les personnes obèses ainsi que la tension artérielle chez les personnes souffrant d'hypertension. Les personnes ayant un taux de cholestérol élevé peuvent le faire baisser en suivant un régime méditerranéen. Des études ont également montré qu'il peut aider à combattre le cancer naturellement tout en faisant rétrécir les tumeurs plus rapidement que dans le cadre d'autres régimes alimentaires.